Bibliothèque nationale de France

Direction des collections

Département Sciences et Techniques

DU TRAITEMENT

DU

DIABÈTE SUCRÉ

AUX EAUX DE ROYAT

Par le Dr CHAUVET

Médecin consultant à Royat.

MÉMOIRE RÉCOMPENSÉ PAR L'ACADÉMIE DE MÉDECINE.

Extrait des *Archives Générales d'Hydrologie*

PARIS

SOCIÉTÉ D'ÉDITIONS SCIENTIFIQUES

4, RUE ANTOINE-DUBOIS, 4

—

1891

DU

TRAITEMENT DU DIABÈTE SUCRÉ

AUX EAUX DE ROYAT

Par le Dr CHAUVET

Dans les premières années de ma pratique aux eaux de Royat, j'eus l'occasion d'être consulté par des malades atteints de diabète sucré. Me laissant guider par les idées généralement admises, je n'hésitai pas à leur déconseiller Royat pour les envoyer à Vichy ou à Vals.

Ayant eu plus tard l'occasion de voir des diabétiques qui s'étaient bien trouvé d'une cure antérieure à notre station, pensant, d'un autre côté, que nos eaux pourraient rendre service dans le cas de diabète léger ou de diabète chez des sujets affaiblis ou arthritiques, je me crus autorisé à garder à Royat les diabétiques qui se présenteraient.

Les résultats que j'obtins m'encouragèrent dans cette pratique. Le mémoire de Martineau publié en 1886 dans les Annales de la Société d'Hydrologie sur le traitement du diabète chez les arthritiques (carbonate de lithine, arséniate de soude) vint à l'appui de mon expérience.

Enfin, mon excellent confrère le docteur Fredel, de Royat, a publié, dans un mémoire sur quelques indications thérapeutiques de Royat, une série d'observations démontrant tous les avantages que les diabétiques peuvent retirer de notre station.

Les observations que nous publions sont tirées soit de notre clientèle, soit du **mémoire** de mon confrère Fredet. Un certain nombre, ne contenant que des dosages, sont dues à l'obligeance de M. Rocher, pharmacien à Royat, professeur à l'École de médecine de Clermont.

Les conclusions de ce mémoire viendront démontrer, nous l'espérons, que Royat a une place justifiée à côté d'autres stations dans le traitement du diabète et que cette station répond à certaines indications.

OBSERVATIONS. *Obs. 1* (Personnelle). — M. R., rhumatisant, issu de rhumatisants, depuis longtemps se plaignait de douleurs rhumatismales vagues, quand il y a 7 ans, il eut une attaque aiguë. Consécutivement eczéma du cuir chevelu, puis sucre dans les urines. Depuis 5 mois amaigrissement rapide (5 kilog.).

A son arrivée à Royat.

Sucre 41.33 par litre.

Albumine non dosée.
A la fin de la cure.

    Sucre .... 12 gr. 82 par litre.
    Albumine................. 0 gr. 363   id.

Le malade revient l'année suivante. Pas de sucre dans les urines, toujours un peu d'albumine. État général bien amélioré. Le traitement a consisté en eau de Saint-Mart et bains de la source Eugénie.

Obs. II (Personnelle). — Mme L.. père rhumatisant. Obésité depuis son deuxième accouchement. Depuis 5 ans, polyurie et diabète, amaigrissement.

Ménopause il y a un an. Les sueurs, nulles autrefois, sont actuellement très abondantes. Se plaint de vertiges. Digestions difficiles. A son arrivée à Royat :

    Urine........................... 3000 gr. 00
    Urée (24 heures)................. 25 gr. 20
    Sucre (24 heures) .... 186 gr. 96

Traitement : Eau Saint-Victor. Bains de la source Eugénie. A la fin de la cure : Amélioration de la dyspepsie et de l'état général.

    Urine........................... 2000 gr.
    Urée (24 heures) .... 26 gr.
    Sucre (24 heures)............... 120 gr.

Obs. III (Personnelle). — M. P., père diabétique et rhumatisant, mère rhumatisante. Une fille a eu de la chorée. Début du diabète il y a 8-10 ans. Pas d'amaigrissement, pas de polydypsie.
Première saison en 1884. A son arrivée :

    Urine........................... 1450 gr.
    Urée (24 heures)................. 34 gr. 43
    Sucre (24 heures)............... 9 gr.
    Albumine (24 heures)............. 1 gr. 36

Traitement : Bains de la source Eugénie. Eau de Saint-Mart en boisson.
A la fin de la cure :

    Urine........................... 1550 gr.
    Urée (24 heures)................. 25 gr. 08
    Sucre (24 heures)............... 3 gr. 63
    Albumine (24 heures)............. 0 gr. 67

Nouvelle saison en 1885. Etat général à peu près le même, se plaint en outre de névralgies. Une analyse faite à Lyon avant son départ donnait par litre (la quantité d'urine des 24 h. est inconnue).

    Sucre...................... 26 gr. 27
    Albumine................... 0 gr. 12

Même traitement que l'année précédente. A la fin de la cure, l'urine des 24 heures contenait :

    Urée....................... 60 gr. 06
    Sucre...................... 39 gr. 80
    Albumine................... 0 gr. 28

Ne vient pas à Royat en 1886.

En 1887. Aggravation de l'état général ; aurait eu en avril de la congestion hépatique, anorexie, dyspepsie avec insomnie de 11 h. du soir à 2 h. du matin, grande faiblesse, ne peut marcher que difficilement, amaigrissement (8 kilog.). Le malade arrive de Vichy où il a fait une cure :

Analyse des urines de 24 heures.

Avant Vichy.....	Urée...............	47 gr. 02
	Sucre.............	174 gr.
	Albumine........	1 gr. 08
Après Vichy	Urée.............	normale
	Sucre............	89 gr. 62
	Albumine........	0 gr. 00
Après Royat.....	Urée	36 gr. 24
	Sucre............	32 gr. 40
	Albumine........	0 gr. 38

Le malade part de Royat dans un état relativement bon : les forces sont revenues, le malade peut facilement aller à pied de Royat à Clermont (4 kilom. environ), l'appétit est revenu, les digestions sont bonnes, pas d'insomnie.

En 1888. Notre malade fait, comme l'année précédente, une cure à Vichy immédiatement avant celle de Royat. En arrivant à Vichy se plaignait de vertiges, d'insomnie, de soif très vive, surtout le soir, crampes dans les mollets, douleur dans le flanc droit après la marche, qui est difficile. Langue noire. Les forces tendent à diminuer. Le foie déborde les fausses côtes, il est sensible à la pression. Le traitement à Vichy a consisté en eau de la Grande-Grille et hydrothérapie.

En arrivant à Royat, les symptômes alarmants ont disparu, mais le malade est affaibli ; le traitement a consisté en eau de Saint-Victor et Eugénie, bains de César. Le malade quitte notre station avec une amélioration très marquée de l'état général, retour des forces.

L'analyse des urines de 24 h. a donné les résultats suivants :

Avant Vichy.....	Urine.............	3000 **gr.**
	Urée	34 gr. 1
	Sucre............	73 gr. 6
	Albumine.........	0 gr. 69
Après Vichy.....	Urine.............	2250 gr.
	Urée	34 gr.
	Sucre............	56 gr. 92
	Albumine.........	0 gr. 00

Après Royat.....   Urine.............   2750 gr.
                   Urée..............   39 gr. 51
                   Sucre.............   39 gr. 68
                   Albumine..........   0 gr. 764

Nous sommes frappés, dans les deux analyses faites à Vichy, de voir l'albumine réduite à zéro pour reparaître à Royat. Peut-être l'albumine n'a-t-elle pas été dosée (?).

Obs. II (Personnelle). — M. B., diabétique depuis quelques années. Tous les ans, cure Vichy. Cette année on note un peu d'amaigrissement; l'hiver dernier crises très douloureuses, névralgiformes (sciatique lombaire, plantaire). Vient à Royat pour accompagner sa fille et commence un traitement qu'il supposait peu efficace. — A son arrivée, l'analyse de 24 h. donne :

        Urée........................   28 gr. 12
        Sucre.......................   8 gr. 65

Dépôts uratiques.

Le traitement a consisté en eau Saint-Victor et en bains de la source Eugénie.

A la fin de la cure l'analyse des 24 heures donne :

        Urée........................   24 gr. 30
        Sucre.......................   1 gr. 02

Grande amélioration au point de vue des forces. L'état moral est excellent, le malade dit se sentir plus fort qu'après es cures à Vichy.

Obs. V (Personnelle). — M. A., mère hépatique. — Rhumatisant dyspeptique. Tousse tous les hivers.

Nervosisme, pleure facilement, un peu d'amaigrissement. Cet état général s'améliore par trois cures successives, mais rien ne faisant penser à la glycosurie, l'analyse des urines n'a pas été faite.

Pendant deux autres années ne vient pas à Royat. — Nouvelle cure en 1888. Se plaint de soif ardente et d'une réapparition des symptômes signalés dans les trois premières cures. — L'examen des urines donne pour les 24 heures :

        Quantité....................   2150 gr.
        Densité.....................   1032 gr.
        Sucre.......................   83 gr. 40
        Urée........................   30 gr. 21

Le traitement a consisté en bains de César et eau Saint-Victor.

A la fin de la cure, analyse des 24 heures :

          Quantité........................ 2500 gr.
          Densité......................... 1019 gr.
          Sucre...........................   36 gr. 07
          Urée............................   21 gr. 25

L'état général est excellent, disparition de la soif. Nous avons revu le malade à Lyon qui nous a appris qu'une nouvelle analyse n'avait pas décelé de trace de sucre (deux mois environ après la cure).

Obs. VI (Personnelle). —M. R., diabétique rhumatisant.
A son arrivée à Royat : Sucre 51 gr. en 24 h.
A son départ : Sucre 6,50 par litre ; il n'y avait pas 1500 gr. d'urine.

Obs. VII (Dr Fredet, résumée). — M. X., 45 ans, vint consulter pour un phimosis avec balano-posthite. — On soupçonne le diabète, le malade se plaignant de soif vive, d'amaigrissement, perte de forces, les gencives étaient ulcérées. — Près de 80 gr. de sucre par litre. — Après 3 semaines d'un traitement hydrominéral, la balanite et la gingivite sont guéries, le sucre est à 21,05.

Analyse des urines.

		Densité.	Sucre.	Urée.
1882	Juillet 3....	1033 gr.	78 gr. 10	
	Juillet 5....	1041 gr.	72 gr. 37	
	Juillet 23....	1026 gr.	21 gr. 05	19 gr. 73
1883	Juin 23....	1026 gr.	24 gr. 75	13 gr. 54
	Juillet 8....	1025 gr.	10 gr. 80	14 gr. 95

M. X. a maintenant une santé satisfaisante ; bien qu'il ait un peu de glycose dans les urines, il peut vaquer à ses occupations, même chasser.

Obs. VIII (Dr Fredet, résumée). — M. X., 50 ans. Diabétique depuis plusieurs années (50-60 grammes). Au commencement de l'hiver dernier amaigrissement, perte des forces, légère douleur à un orteil droit (petite ampoule, puis plaie gangreneuse).
Sucre 68,58 en 24 h.
Traitement. — Repos, régime, vin coupé d'eau de Saint-Mart. Trois semaines après, le sucre n'était plus qu'à 4,44 ; un mois après la plaie grangreneuse était cicatrisée.

Obs. IX (Dr Fredet, résumée). — M. X., 50 ans, est atteint de dyspepsie, affaiblissement progressif.

Analyse des urines.

	Densité.	Sucre.	Urée.
1883 Juillet 9....	1032 gr.	14 gr. 40	26 gr. 65
Juillet 21....	1020 gr.	1 gr. 35	16 gr. 25
Juillet 25....	1024 gr.	0 gr. 44	19 gr. 45

Le malade a passé assez bien l'année suivante, la dyspepsie étant amendée considérablement et les forces avaient en partie reparu.

Obs. X (Dr Fredet, résumée). — M. X.. 60 ans. Diabétique latent. ni polydypsie, ni boulimie : a été suivi pendant 5 ans.

Analyse des urines.

	Densité.	Sucre.	Urée.
1880 Juin 27....	1022 gr.	27 gr. 05	
Juillet 4....	1027 gr.	10 gr. 53	10 gr. 07
1881 Juin 16....	1026 gr.	21 gr. 85	
Juillet 26....	1026 gr.	8 gr. 63	15 gr.
1882 Juin 25....	1026 gr.	7 gr. 08	8 gr. 16
Juillet 10....	1025 gr.	11 gr. 10	21 gr. 10
1883 Juillet 1er....	1031 gr.	18 gr. 75	23 gr. 17
Juillet 11....	1028 gr.	13 gr.	7 gr.

En 1884, misère physiologique très marquée. Forte proportion d'albumine dans les urines. hypertrophie de la prostate. Pas de traitement hydro-minéral. Repos, toniques. Tant que le diabète n'a pas été compliqué, Royat a abaissé la production du sucre.

Obs. XI (Dr Fredet). — Il s'agit d'une dame âgée de 60 ans, amaigrie, débilitée et présentant au tiers inférieur de la jambe une plaie de la grandeur d'une pièce de 5 francs en argent, gangreneuse, d'origine diabétique.

Analyse des urines.

	Densité.	Sucre.	Urée.
1883 Juillet 10....	1041 gr.	53 gr. 10	19 gr. 80
Août 15....	1022 gr.	12 gr. 37	17 gr. 85

La malade a fait une cure de 35 jours ; le traitement a consisté seulement en eau minérale, en boisson. A la fin de la cure, la plaie gangreneuse de la jambe était guérie, les forces avaient reparu.

Obs. XII (Fredet, résumée).—M. X., 50 ans. Excès de travail, débilité et névrose consécutives. Avant la première cure 375 gr. de sucre en 24 h. ; après cette cure 100 gr. de sucre.
En 1883 (trois ans après).

	Densité.	Sucre.	Urée.	Albumine.
Juin 22.....	1039 gr.	68 gr. 62	10 gr. 55	0 gr. 27
Juillet 8.....	1036 gr.	65 gr. 25	11 gr. 25	Traces.

Obs. XIII (Fredet). — *Analyse d'urine* :

	Densité.	Sucre.	Urée.	Albumine.
1883 Juillet 19.....	1021 gr.	11 gr. 25	13 gr. 54	0 gr. 36
Août 7.....	1021 gr.	8 gr. 10	15 gr. 45	0 gr. 44

Obs. XIV (Dr Fredet). — *Analyse des urines* :

	Densité.	Sucre.	Urée.
1881 Août 26.........	1042 gr.	80 gr.	11 gr. 25
Sept. 16.........	1038 gr.	60 gr.	

Obs. XV (Dr Fredet).— *Analyse des urines* :

	Densité.	Sucre.	Urée.	Albumine.
1882 Août 19.....	1038 gr.	10 gr. 21	38 gr. 39	Traces
Sept. 7.....	1016 gr.	2 gr. 50	—	—

Obs. XVI (Dr Fredet). — M. X., 45 ans, de belle apparence, se sent néanmoins affaibli depuis quelque temps.

Analyse des urines :

	Densité.	Sucre.	Urée.
1883 Juin 28.......	1032 gr.	9 gr. 10	30 gr. 27
Juillet 17.......	1028 gr.	5 gr. 17	20 gr. 10

Obs. XVII (Dr Fredet, résumée).— Examen des urines.

	Densité.	Sucre.	Urée.	Albumine.
1881 Sept. 2.....	1029 gr.	43 gr. 58	14 gr.	—
— 16.....	1028 gr.	33 gr. 25	—	—
1882 Août 27.....	1046 gr.	51 gr. 50	—	Traces
Sept. 9.....	1018 gr.	11 gr. 10	—	id.
1883 Août 23.....	1040 gr.	49 gr. 50	15 gr. 18	0 gr. 72
Sept. 15.....	1017 gr.	7 gr. 87	13 gr. 07	0 gr. 16

Obs. XVIII (Dr Fredet). — M. X., 48 ans, dyspeptique, fatigué par de grands travaux intellectuels, a maigri et perdu ses forces.

Analyse des urines.

	Densité	Sucre	Urée
1881. Juillet 17.....	1034	21.45	20.75
Avril 11......	1027	8.60	17.65

Dans les 12 observations dues au Dr Fredet, les dosages, à moins d'indication, ne se rapportent qu'à un litre d'urine.

Les neuf observations suivantes sont dues à l'obligeance de M. Rocher, pharmacien : les dosages se rapportent à l'urine des 24 heures.

Obs. XIX. — M. W. :	Sucre	Urée
1884. Mai 28.............	292.40	36.51
Juin 14	152	31.9

Obs. XX. — M. D. :	Sucre	Urée
1885. Août 28.............	66.20	22.87
Septembre 12.........	23.1	31.70

Obs. XXI. — M. X. :		
1887. Juin 18.............	13.59	41.47
Juillet 7.	7.32	31.87
1888. Juin 10.............	12.48	26.62
Juillet 1........	6.33	38.22

Obs. XXII. — M. B. :		
1887. Juin 27.............	45.76	18.75
Juillet 17.............	6.66	22.50

Obs. XXIII. — M. T. :		
1887. Août 29	70.72	20.25
Septembre 17.........	8.78	19.11

Obs. XXIV. — M. B. :		
1888. Juin 12.............	8.65	28.15
Juillet 1.............	1.02	23.45

Obs. XXV. — M. D. :		
1888. Juillet 6.............	54.72	38.79
— 27.............	22.02	37.1

Obs. XXVI. — M. M. :		
1888. Août 30.............	91.57	28.12
Septembre 19.........	2.66	38.»»

Obs. XXVII. — M. C. :		
1888. Septembre 8	44.51	29.15
—	33.94	30.»»

Les 8 observations qui suivent sont encore dues à M. Rocher, mais le dosage ne se rapporte qu'au litre :

	Sucre	Urée
Obs. XXVIII. — M. D. :		
1884. Juillet 2............	6.43	25.25
Juillet 22............	1.11	13.75
Obs. XXIX. — M. K. :		
1881. Juillet 5............	72.15	9.50
Août 2............	68.82	8.75
Obs. XXX. — M. M. :		
1884. Juin 24............	4.66	8.85
Juillet 15............	0.00	31.25
Obs. XXXI. — Mme L. :		
1885. Juillet 31............	17.31	23.75
Août 17............	0.00	14.75
Obs. XXXII. — M. Q. :		
1885. Août 22............	14.65	7.50
Septembre 6............	2.22	8.75
Obs. XXXIII. — M. N. :		
1886. Juillet 21............	28.86	19.75
Août 6............	1.99	16.37
Obs. XXXIV. — M. J. :		
1887. Juillet 18............	18.42	
— 28............	1.77	
Obs. XXXV. — M. B.:		
1887. Juillet 26............	56.16	
Août 20............	27.75	13.13

En résumé, dans nos 6 observations personnelles nous voyons surtout une grande amélioration de l'état général, la plupart des symptômes disparaissent, surtout les forces reviennent, enfin le sucre diminue dans de très notables proportions, 36 0/0 (obs. II), 66 0/0 (obs. III 1re partie), 88 0/0 (obs. IV), 57 0/0 (obs. V), 80 0/0 (obs. VI), soit en moyenne 65 0/0. Le sucre a disparu un an après la cure (obs. I). Quelques mois après (obs. V), la quantité d'urée n'augmente pas. Le dosage de l'albumine indique tantôt une diminution, tantôt une augmentation très légère.

Dans l'obs. III le malade, à deux reprises différentes, fait deux cures successives à Vichy et à Royat : On voit alors le sucre diminuer notablement après Vichy, pour continuer à diminuer encore à Royat. Ajoutons que pendant la cure à Royat les forces reviennent très rapidement et les symptômes alarmants achèvent de se dissiper.

— Dans les 12 observations extraites du mémoire du D' Fredet, nous notons également un retour rapide des forces et une grande amélioration de l'état général. On voit aussi guérir les diabétides observées au début du traitement. Dans toutes ces observations, notons une diminution de la densité des urines ; le dosage du sucre, ne se rapportant qu'au litre, montre une diminution moyenne de 58 0/0 ; enfin, il n'y a pas d'augmentation de l'urée.

Dans les 9 observations fournies par M. Rocher, où le dosage se rapporte à l'urine de 24 h., la diminution du sucre est de 64 0/0 en moyenne, l'urée diminue, sauf dans les obs. XXI et XXVI.

Dans les 8 observations où le dosage du sucre se rapporte au litre, la diminution a été en moyenne de 77 0/0 ; l'urée a diminué, sauf dans l'obs. XXX et XXXII.

Comment agissent nos eaux dans le traitement des diabétiques ?

Est-ce par le régime ? Certainement non, le malade, mangeant le plus souvent à table d'hôte, ne peut que difficilement suivre les indications qu'on lui donne, la plupart se contentent de vous promettre de prendre le régime en rentrant chez eux.

Ce que l'on peut obtenir au maximum, c'est une diminution dans l'ingestion du sucre et des féculents. Il y a loin de là à un régime suffisant pour diminuer le sucre des urines.

Est-ce par l'hygiène ? Il est évident que nos malades se trouvent dans des conditions bien meilleures qu'à la ville au milieu de leurs affaires, de leurs soucis. Ils vivent au grand air, font de l'exercice, etc., autant de conditions excellentes, mais pas cependant suffisantes. Il ne suffit pas d'ailleurs d'envoyer ses diabétiques en villégiature pendant 20 jours pour obtenir les mêmes résultats. Un certain nombre de diabétiques mènent habituellement cette vie hygiénique, et voient cependant leur sucre augmenter.

Le traitement du diabète, à Royat, se compose des eaux prises en boisson et des bains.

Etudions d'abord l'eau prise en boisson. Nous n'avons pas besoin de dire que l'on ne peut comparer au point de vue des doses les substances dissoutes dans l'eau minérale et les mêmes substances prises en préparations pharmaceutiques. On connaît, en effet, des sources renfermant relativement peu de sels purgatifs et qui ont une action très efficace sur les évacuations intestinales ; d'autres sources dites amétallites, agissent sur certains états généraux, non par le traitement externe, mais par l'eau prise en boisson.

Si l'on ne peut comparer les doses, on peut comparer les substances ; ainsi le fer, l'arsenic, les bi-carbonates, agissent dans le même sens, qu'ils soient donnés en préparations artificielles ou naturelles.

Quelles sont les principales substances contenues dans les eaux de Royat ?

1° Les bicarbonates (soude, potasse, chaux, magnésie) 3 gr. 453 (Source Eugénie), 2,879 (Saint-Victor), 2,638 (Saint-Mart), 1,671 (César). Introduits dans la thérapeutique du diabète par Willis, ils ont été conseillés par la plupart des auteurs sous forme d'eau de chaux, de magnésie calcinée, de bicarbonate de soude (jusqu'à 18 grammes), de tartrate de soude (15 gram.), de citrate de soude, de sulfate de soude. Lecorché conseille les bicarbonates de soude à la dose de 5 à 10 gr. par jour. Les alcalins calment la soif, la polyurie, la sécheresse de la bouche, mais ils sont profondément débilitants et exagèrent la désassimilation.

Parmi les eaux minérales les plus employées, il faut

citer Vichy, 4-6 verres, soit 1/2 à 3/4 de litre. Cette dernière dose paraît un peu exagérée à Lecorché, elle ne répond cependant qu'à environ 4.75 des divers bicarbonates contenus dans les eaux de Vichy. (Cette remarque indique bien que dans la thérapeutique thermale les doses doivent être moindres que pour les préparations pharmaceutiques.)

2° De la lithine (chlorure de lithium 0,035). — Cet alcalin que l'on ne trouve pas à Vichy et à Vals en proportions moindres, aurait des propriétés plus efficaces que les autres. Martineau conseille 0,20 cent. carbonate de lithine chez les diabétiques arthritiques.

3° Du chlorure de sodium 1,738 (Source Eugénie), 1,649 (Saint-Victor), 1,682 (Saint-Mart), 8,766 (César). — Cette substance active les échanges nutritifs, on l'a conseillée dans la goutte. Durand-Fardel rappelle quelques succès obtenus dans les stations chlorurées sodiques. Danjoy croit à un heureux effet de l'association du chlorure de sodium et de l'arsenic à la Bourboule.

4° De l'arsenic (Arséniate de soude 0,00457, source Saint-Victor). C'est un médicament qui diminue la puissance de sécrétion du foie (Saikowsky). Le mémoire de Danjoy sur le traitement du diabète à la Bourboule met en lumière l'action efficace de ce médicament. Martineau le conseille chez les diabétiques arthritiques.

5° Du fer : bicarbonate de fer 0,056 (Source St-Victor), 0,033 (Source Mart), 0,040 (Source Eugénie), 0,025 (César). Cette substance est rangée parmi les médicaments réparateurs, elle facilite et consolide une amélioration ou une guérison et combat l'effet débilitant des alcalins.

La température de nos eaux (35° 5 — 20°) les rend très faciles à supporter par l'estomac. La dose varie de 1-6 verres, rarement plus.

Si nous rapprochons la composition de nos eaux des formules données par Martineau dans le traitement du diabète chez les arthritiques, nous sommes surpris de la grande analogie. Il prescrit en effet : carbonate de lithine

0 gr. 20 par jour, plus une cuillerée à bouche de la solution suivante :

> Arséniate de soude....   0.20 centig.
> Eau.................   500

soit environ 0,01 centig. par jour.

Sur 70 malades il aurait eu 67 guérisons rapides. Il ne faut donc pas s'étonner des résultats que nous pouvons obtenir.

Traitement externe. — Le traitement ne se compose pas seulement des eaux prises en boissons, mais aussi de pratiques balnéaires : bains à eau courante (c'est-à-dire à température constante), à la température de la source 34° (1 source Eugénie à 35°5 au griffon). Dans quelques cas j'ai obtenu d'excellents effets des bains de César à 29°. Ce bain donne quand on y entre une très vive sensation de froid à laquelle succède une sensation de chaleur, puis après le bain un état de bien-être très grand. Chez quelques malades il faut recourir aux grandes douches chaudes, à une température variant de 35°-40°. Enfin, un établissement très complet d'hydrothérapie peut être utilisé chez de rares sujets.

Bien que la théorie cutanée du diabète soit abandonnée, la plupart des auteurs recommandent à leurs malades de soigner les fonctions de la peau et de les aider soit par des frictions sèches, soit par des bains salés, alcalins, sulfureux, etc. Ces bains ne doivent pas être pris à une température trop élevée, car Quinquaud a démontré que la glycémie et la glycosurie augmentent d'une façon notable par l'administration de bains chauds.

Comme complément du traitement hydrothermal, citons la gymnastique et le massage. Une organisation très complète à Royat rend facile leur prescription.

Les résultats obtenus à Royat sont-ils durables ? Si dans quelques cas on voit le sucre disparaître complètement dans l'intervalle de deux cures, ou même définitivement, on ne peut compter toujours sur ce magnifique résultat ; mais on voit au moins le plus souvent le malade revenir l'année suivante avec une quantité de sucre moindre qu'à la saison précédente, bien que plus élevée qu'à son départ. Cette amélioration ne serait-elle que passagère qu'elle ne serait pas à dédaigner. Nous recommandons, d'ailleurs, à nos malades de continuer à la maison l'usage de nos eaux, non pas d'une manière irrégulière, mais à deux reprises, pendant un mois, les eaux seront prises à la dose d'un litre par jour, soit à jeun, soit aux repas.

Les malades dont nous rapportons les observations étaient-ils atteints de diabète ou de glycosurie simple ? Nous savons que le diagnostic est souvent difficile ; cependant, nous pouvons affirmer que dans la plupart des cas on avait à faire à du diabète et non à de la glycosurie (chiffre élevé du sucre et de l'urée, polyurie, polydypsie, amaigrissement, diabétides, etc.). On peut admettre que, dans quelques cas, il s'agissait de glycosurie simple ; mais encore, dans ces cas-là, le traitement a rendu des services, la glycosurie pouvant dégénérer ou se compliquer de diabète.

Dans les cas de diabète vrai, à quelle variété avions-nous à faire ? Le plus souvent les malades pouvaient être classés parmi les diabétiques gras. Dans 4 observations, il y a amaigrissement notable, débilité extrême.

Les cas relatés sont-ils des diabètes chez les arthritiques ? Dans l'observation I, le malade est issu de rhumatisant, rhumatisant lui-même et eczémateux. Dans l'Obs. II, antécédents rhumatismaux, obésité. Dans l'Obs. III, père diabétique rhumatisant, mère rhumatisante, une fille a été choréique. Obs. V et VI, rhumatisant. Bien que nous n'ayons pas cité de sujets goutteux et que le dosage de l'acide urique n'ait pas été fait, nous croyons pouvoir ranger ces malades parmi les arthritiques.

CONCLUSIONS.

Royat, comme un assez grand nombre de stations thermales, modifie heureusement le diabète et la glycosurie.

Par un traitement hydrominéral presque exclusif, on voit la quantité du sucre diminuer dans les urines, s'amender les symptômes concomitants, en même temps que l'état général s'améliore.

Royat paraît indiqué de préférence aux sources bicarbonatées fortes chez les malades affaiblis, anémiés, chez les arthritiques, chez ceux enfin qui ne peuvent supporter les alcalins à hautes doses.

Clermont (Oise). — Imp. Daix Frères, place Saint-André, 3.

A LA MÊME LIBRAIRIE

Clermont. — Imp. Daix frères, place St-André, 3.